Hoch • Schnelle

Systemische Therapie und Beratung mit Bildimpulsen

75 Therapiekarten

Inhalt

Lassen Sie sich inspirieren!

In diesem Booklet möchten wir Ihnen Anregungen für systemisches Arbeiten mit Bildimpulsen zur Verfügung stellen. Hierzu haben wir Ihnen eine Auswahl von gut erprobten und für vielfältige Settings anwendbaren Interventionen mit Bildimpulsen zusammengestellt. Die einzelnen Interventionen sind strukturiert aufbereitet

- nach dem speziellen Setting,
- den besonderen systemischen Aspekten und Hinweisen zur Wirkungsweise der Interventionen
- sowie flankierend ergänzt mit geeigneten systemischen Fragen und Vorschlägen zum praktischen Vorgehen.

Dieser »rote Faden« soll es Ihnen erleichtern, die Bildimpulse zielgerichtet und erfolgreich in Ihren professionellen Kontext zu implementieren. Der guten Lesbarkeit geschuldet, wird punktuell der Terminus »Beratung« verwendet, dies schließt selbstverständlich die Begriffe »Therapie, Setting, Sitzung, oder Stunde« ein.

> Für alle Einstiege in ein Gespräch mit dem Bildimpuls-Kartenset gilt: Ein guter Anfang ist maßgeblich für den Erfolg.

Das Joining ist für systemisches Arbeiten unerlässlich! Sorgen Sie für eine gute Atmosphäre, docken Sie mit Gesprächsthemen an Erfahrungswelten an, die bereits schon auf sprachlicher Ebene Bilder erzeugen. So wird das Angebot, »Themen durch Bilder« zu vermitteln, leichter angenommen.

Sorgen Sie für ausreichend Platz. Während Ihres Settings können Sie somit die Karten und eventuell auch unterschiedliche Materialien verwenden, wie: Moderationskarten, Flipcharts, DIN-A-3 oder DIN-A-4 Blätter, Stifte, ggf. Magnettafel, eine Kamera zum Festhalten der Beratungsergebnisse.

Kein Schema F. Generell möchten wir Sie einladen, das vorliegende Booklet als Inspiration zu verstehen. Es ist als Hilfestellung mit Anregungsfunktion gedacht, nicht als Arbeitsanweisung! Nutzen Sie die empfohlenen Inhalte bitte ganz entsprechend Ihrem persönlichen Arbeitsstil und greifen Sie nur heraus, was konkret zu Ihrem Setting passt.

Für jede Intervention gilt die Einladung an Ihre Klienten, die assoziierten Aspekte der gewählten Karten eingangs zu beschreiben und die persönliche Bedeutungsebene darzustellen.

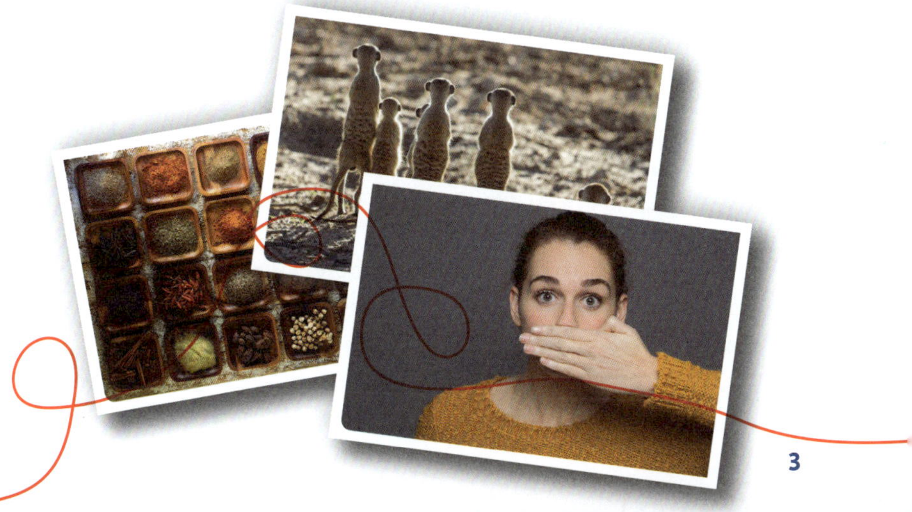

1 Einzelsetting

1.1 Erwartungen an Therapie und Beratung

Mit Bildern eine Brücke bauen. In einer ersten Sitzung/Beratung kann es sehr nützlich sein, Bildimpulse zu den persönlichen Erwartungen an das Gespräch zu verwenden. Es ist hilfreich, sich etwas Zeit für einen guten Start zu nehmen. Bedenken hinsichtlich der Authentizität, ein eher undifferenzierter Zugang zu belastenden Bereichen, innere Vorurteile gegenüber Beratungsgesprächen im Allgemeinen oder auch mögliche Bedenken hinsichtlich der sprachlichen Herausforderungen können durch die Arbeit mit Bildimpulsen überwunden werden. Die Bildimpulse haben hierbei, ähnlich wie Metaphern, eine Brückenfunktion. Sie erleichtern Beschreibungen innerer Zustände und Bilder.

Die folgende Intervention hilft den Klienten bei der Klärung der Frage: »*Was erwarte ich? – Was erwartet mich?*«

- Wählen Sie drei bis fünf Karten aus, die am ehesten Ihre Erwartungen, Wünsche, Befürchtungen oder vielleicht sogar Skepsis zum Ausdruck bringen.
- Welche Bilder drücken am ehesten Ihre derzeitigen Gedanken zu diesem Gespräch aus?

Beispielfragen für die Praxis

- Legen Sie die Karten nach ihrer inneren Wichtigkeit in eine Reihenfolge – welche Karte beschäftigt Sie sehr, welche etwas weniger?
- Welche Aspekte des Bildes fallen Ihnen bei näherer Betrachtung sofort ins Auge?
- Welche Themen Ihres Alltags lassen sich zuordnen?
- Schreiben Sie das Thema zur Karte auf! (ein Satz)
- Welche Bedeutung würden andere Menschen aus Ihrem näheren Umfeld dieser Karte geben?
- Welche Vorstellungen haben Sie, wie ich als Therapeutin/Beraterin mit Ihren Erwartungen oder Befürchtungen umgehen sollte, sodass wir eine gute Zusammenarbeit haben werden?

Erarbeiten Sie die Vereinbarungen im Umgang miteinander schriftlich und bestimmen Sie Termine, um zu überprüfen, wie gut dies gelingt.

1.2 Auftragsklärung

Wirklichkeitskonstruktionen erkunden. Für systemische Therapie und Beratung ist eine genaue Auftragsklärung in den meisten Fällen absolut zielführend. Als besonders nützlich hat es sich erwiesen, die Wirklichkeitskonstruktion von Klienten sehr genau zu kontextualisieren. Hierzu gehört in einem ersten Schritt die Klärung des Überweisungskontextes, die Klärung des Anliegens und des Beratungsziels.

Es kann nützlich seinen Klienten einzuladen, Karten für den Auftrag bzw. für das Ziel (oder die Ziele) der Beratung auszuwählen, und gemeinsam zu erkunden, welche Aspekte eines Ziels mit den Besonderheiten der ausgewählten Karten in Zusammenhang gebracht werden.

Metaphern finden. Der »Umweg« über den Bildimpuls kann häufig neue Perspektiven ermöglichen und gleichzeitig bereits früh im Prozess die Möglichkeit bieten, Metaphern zu entdecken, die sich im Verlauf der Intervention als hilfreich erweisen können.
Die Bildimpulse stehen symbolisch für das Thema oder Aspekte des Themas der Klienten. Der Symbolcharakter ist immer subjektiv. Um Missverständnissen vorzubeugen ist es also nötig, sich mit den Klienten darüber auszutauschen, welche individuellen Bedeutungsgebungen zu den gewählten Bildern relevant sind.
Ziele sind oft vergleichbar mit Lösungen. Wenn eine Lösung beschrieben werden kann, impliziert dies auch, dass eine Lösung möglich ist!

Einige der folgenden systemischen Fragen sind gekennzeichnet mit »(ggf. Karte aussuchen)«. Zu diesen Beispielfragen kann jeweils von den Klienten eine oder einige wenige Karten ausgewählt werden. Weitere Beispielfragen bieten eine Auswahl, wie ein Auftrag weiter konkretisiert werden kann:

- Was ist das Thema der Beratung?
- Was müsste hier geschehen, damit Sie später sagen können: »Das war nützlich für mich«? (Karte aussuchen)
- Wie sind Sie hier? Was beschäftigt Sie (heute) in Bezug auf die Beratung?
- Welche (Teil-)Ziele gibt es, was haben Sie bisher schon erreicht? (ggf. Karte aussuchen)
- Was funktioniert in Ihrem Leben so gut wie gewohnt?
- Was sollte sich durch die Beratung keinesfalls ändern?
- Welche Hindernisse haben Sie schon überwunden? Mit welchen rechnen Sie noch?
- Welches (Teil-)Ziel würden Sie gerne als nächstes erreichen? (Karte aussuchen)
- Wie kann Ihnen die Beratung dabei eine Unterstützung sein?
- Was erwarten Sie von der heutigen Sitzung? (ggf. Karte aussuchen)
- Was kann ich dafür tun, damit die Beratung ein Erfolg wird?
- Wenn Sie dem Bild bzw. dem Ziel einen Namen geben würden, der für Ihre Fragestellung zutreffend wäre, wie würde dieser lauten?
- Woran könnte ich erkennen, dass Sie Ihr Ziel erreicht haben?

Hinweis: Wenn es mehrere Ziele oder Teilziele gibt, kann es hilfreich sein, mit den Klienten eine Priorisierung vorzunehmen.

Hierfür könnten die gewählten Karten in eine hierarchische oder chronologische Reihenfolge gebracht oder auch in einem Nähe- und Distanzverhältnis zueinander gelegt werden.
Anschließend werden die Aspekte genauer besprochen, um eine Informationsgrundlage und erste Hypothesen zu generieren.

Variante der Auftragsklärung: Weg-Skizze

Die Klienten werden gebeten, eine Collage mit unterschiedlichen Bildimpulsen im Rahmen einer Wegskizze zu erstellen. Mithilfe unterschiedlicher Farbstifte und eines Flipchartblattes können die Klienten einen Weg skizzieren. Vor einem aktuellen Startort beginnend wird ein Verlauf mit möglichen Abzweigungen und zu erwartenden Hindernissen oder Veränderungen bis hin zum Ziel visualisiert. Dieser Weg soll skizzieren, wie die Klienten ihr Anliegen verwirklichen können.

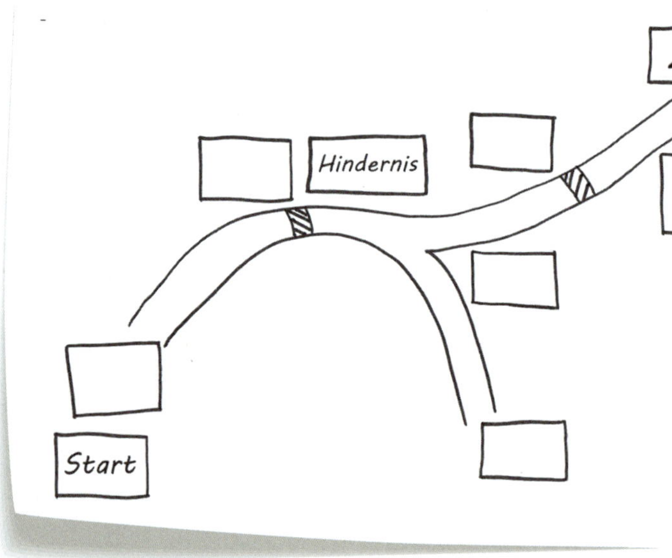

Der Auftrag an die Klienten lautet entsprechend:
»Bitte wählen Sie Bildimpulse aus, die den aktuellen Standpunkt/Situation, ein oder mehrere Ziele, Etappenziele, mögliche Stolpersteine oder Hindernisse, Ausruhoasen, und Tankstellen zum Ausdruck bringen.«

Ermutigen Sie Ihre Klienten. In diesem Prozess sollten die Klienten möglichst kreativ alle vorhandenen Bildimpulse mit skizzenhaften Untermalungen versehen und ihre eigene Vision zur Zielerreichung darstellen. Innerhalb dieser Möglichkeitskonstruktion lassen Sie die Klienten genau beschreiben und erklären, was dort abgebildet wird. Fragen Sie ebenfalls zirkulär nach, um weitere Perspektiven auf Veränderungskonsequenzen hin zu überprüfen.

1.3 Anamnese und Kontextualisierung

Freie Anamnese und Kontextualisierung der Wirklichkeitskonstruktion

In jeder Art von Beratung und Therapie gibt es eine spezifische Form der Anamnese. Eine Besonderheit des systemischen Ansatzes ist, dass er auf dem erkenntnistheoretischen Modell des Konstruktivismus basiert. Nach diesem Ansatz gibt es keine einzelne »richtige« Wirklichkeit, sondern es wird angenommen, dass jeder Mensch sich seine eigene subjektive Wirklichkeit *konstruiert*. Der Gedanke der Konstruktion bezieht sich vor allem auf die individuellen Sichtweisen und Erlebensweisen. Auch wir als Therapeutinnen und Berater unterliegen diesem Phänomen und können folgerichtig nicht wissen, wie unsere Klienten ihre Problemlagen subjektiv erleben. Von diesem unwissenden Standpunkt her nähern wir uns langsam der Wirklichkeitskonstruktion der Klienten an. Es ist wichtig, den eigenen Erfahrungshintergrund unberücksichtigt zu lassen.

Grundsätzlich gilt: Klienten sind die besten Experten ihrer Problemlagen.

Innerhalb von Wirklichkeitskonstruktionen sind oft nur »weiche« Beschreibungen möglich. Um diesbezüglich in der Beratung konkreter werden zu können, scheint es nützlich zu sein, eine gemeinsame Idee davon zu entwickeln, über was gerade gesprochen wird. Hierfür sind die Bildimpulse bestens geeignet. Sie ermöglichen durch die Beschreibungen der Assoziationen einen sprachlichen Abgleich.

Anamnestische Leitfragen könnten sein: Welche Bedeutungen, welche Zusammenhänge und welche Erfahrungen werden (mithilfe der Bildimpulse) problematisch erlebten Zuständen zugeschrieben?

Ökologie-Check. Durch zirkuläre Fragen wird ein »Ökologie-Check« durchgeführt, der Klienten zusätzliche Sichtweisen zur Verfügung stellt. Hierzu werden, mithilfe der systemischen Fragetechnik, die Perspektiven der Personen aus dem sozialen Nahfeld eingenommen. Die Übernahme anderer Sichtweisen hilft oft dabei, die eigene festgefahrene Sichtweise auf ein Problem zu »verflüssigen«. Dies steigert z. B. die Chance, (vorerst) kleine Veränderungen als denkbar einzuschätzen.

Die gewählten Karten bieten jeweils die Basis, um die Wirklichkeitskonstruktionen genauer zu explorieren. Es können erste Hypothesen gebildet werden und erste Perspektiven auf Ausnahmen, Unterschiede und Muster entstehen.

Ätiologische Zusammenhänge

- Wählen Sie eine Karte aus, die dafür steht, welche Bedingungen dafür sorgen, dass Ihre schwierige Situation bisher bestehen blieb.
- Wer in Ihrer Familie würde das noch so sehen? Wer hätte vielleicht eine andere Karte gewählt? Welche Karte könnte das dann sein?
- Wählen Sie eine Karte für das, was seit Beginn der Situation verloren ging.
- Wählen Sie eine Karte dafür, was vielleicht sogar Positives durch das Problem entstanden ist, worauf Sie (oder jemand, der Ihnen nah steht) nur ungern wieder verzichten würde.
- Wählen Sie eine Karte dafür, wie die Situation (Ihr Erleben) wäre, wenn das Problem morgen früh einfach verschwunden wäre, ohne dass Sie es bemerkt hätten.
- Was wären dann die ersten Unterschiede, die Ihnen (Ihrer Partnerin, Ihren Eltern, Ihrem Vorgesetzten etc.) auffallen würden?

1.4 Weg-Ziel-Script

In Anlehnung an die Arbeit mit der Timeline wird mit den Klienten ein Weg-Ziel-Skript erarbeitet. Auch abseits der Auftragsklärung hilft es, sich der eigenen Ressourcen und Entwicklungsschritte bewusst zu werden. Interpunktionen, Veränderungen und Meilensteine werden sichtbar.

Menschen leben in ihren eigenen Geschichten. Durch die Beschreibung biografischer Aspekte wird es möglich, einzelne Akzente oder Schwerpunkte anders zu bewerten und zusätzliche neue Sichtweisen auf die eigene Vergangenheit, auf personale und interpersonale Ressourcen und potenzielle neue Möglichkeiten in der Zukunft zu entdecken.

Den Zeitstrahl sichtbar machen. Die ausgewählten Bildkarten können auf einer gedachten Zeitlinie im Raum angeordnet werden. Alternativ kann auch ein Flipchart verwendet werden. Es kann sinnvoll sein, Vergangenheit, Gegenwart und Zukunft zu markieren. Wechseln Sie während der Intervention zwischen einem assoziierten Modus und einer Metaposition (dissoziiert) hin und her, um emotionales Erleben zu verstärken oder zu entspannen. Lassen Sie die Klienten für die Metaposition eine Karte wählen, etwas das sie symbolisch mit dem Hier und Jetzt und einem guten Gefühl oder sicherem Aufgehobensein verbinden. Im dissoziierten Modus – aus der Metaposition heraus – beschreiben die Klienten von einem festgelegten Punkt (Bildimpuls hier ablegen) etwas abseits der Linie, wie ihre Erinnerungen und Vorstellungen zu den einzelnen Stationen sind.

Pacing. Im assoziierten Modus stellen sich Klienten zu den ausgelegten Bildern und beschreiben vor allem auch ihr emotionales und körperliches Erleben in den entsprechenden Situationen. Begleiten Sie Ihre Klienten dabei, indem Sie in ihrer Nähe bleiben. Lassen Sie ausreichend Zeit und vermitteln Sie Ruhe und Neugier. Wechseln Sie zwischen den Positionen bzw. Modi.

Folgende Leitfragen könnten bei der Auswahl der Karten für diese Intervention hilfreich sein:

- Welchen Weg bin ich bisher gegangen?
- Welche Meilensteine definiere ich auf meinem Weg?
- Was erwarte ich auf dem weiteren Weg?
- Was benötige ich?
- Was hindert mich, was hilft mir?
- Was habe ich bereits geschafft?
- Welche meiner Stärken waren bisher nützlich?

Kartenauswahl

- drei bis sechs Karten für Ereignisse (Life-Events, Wendepunkte, Meilensteine),
- eine bis drei Karte/n für Hindernisse (in der Vergangenheit, aber vor allem auch erwartete Hindernisse in der Zukunft!),
- drei bis vier Karten für Ressourcen, eine bis drei Karte/n für Ziel oder Teilziele.

Die Karten werden auf einer chronologischen Linie ausgelegt.

Beispielfragen zu Meilensteinen, Life Events, Wendepunkten, Ressourcen

Assoziiert

- Bitte beschreiben Sie, was die einzelnen Bilder zeigen. Was geschah zu dieser Zeit genau?
- Wer war damals dabei?
- Welche Gefühle haben damals eine Rolle gespielt?
- Wie ist es nun dort zu stehen?
- Welche körperlichen Empfindungen können Sie wahrnehmen?
- Wer hat Sie damals unterstützt? Wer eher nicht?

- Was hätten Sie gebraucht?
- Welche Bedürfnisse oder Wünsche wurden nicht erfüllt?
- Was haben Sie in dieser Zeit gelernt?

Dissoziiert

- Was konnten Sie tun, um damit fertig zu werden?
- Was war ab diesem Punkt anders als zuvor?
- Welche Strategien haben Sie daraus entwickelt, auf die Sie heute noch zurückgreifen?
- Was haben Sie aus Krisen gelernt, was Sie stärker werden ließ?
- Worauf können Sie sich immer verlassen?

Beispielfragen zu Ziel(en)

Dissoziiert

- Bitte schildern Sie, was Sie dort sehen (Bild beschreiben).
- Wie gestaltet (*Name des Klienten*) dort seinen Alltag?
- Was zeichnet sein/ihr Leben dort aus?
- Welchen Gesichtsausdruck können Sie erkennen?

Assoziiert

- Was haben Sie hier für einen Stand?
- Welche Körperhaltung nehmen Sie hier ein?
- Wohin geht Ihr Blick?
- Wie werden Sie hier von Ihrer Frau (Mann/den Kindern/dem Chef/dem Mitarbeiter) wahrgenommen?
- Was hat sich dort verändert, was ist so geblieben?
- Welches Gefühl entsteht dort?

Imagination fördern. Im assoziierten Modus können Zielbilder verstärkt oder verankert werden. Es kann eine Verknüpfung hergestellt werden, die hilfreich ist, um ein Ziel leichter zu imaginieren und so wahrscheinlicher werden zu lassen. Bitten Sie die Klienten die Augen zu schließen und ein inneres Bild zu erstellen. Laden Sie den Klienten ein, eine kleine Melodie zu summen und eine kleine Geste zu machen, um die Verknüpfung mit zusätzlichen Reizen noch zu verstärken.

Beispielfragen zu Hindernissen/Risiken. Auf dem Weg zu einem Ziel werden von Klienten häufig Hindernisse oder Risiken erwartet. Diese Kognitionen sind therapeutisch überaus relevant. Lassen Sie sich beschreiben, mit welchen Hindernissen Klienten rechnen.

Dissoziiert

- Welches Hindernis wird repräsentiert?
- Wie sicher ist es, dass sich das Hindernis wirklich dort zeigt?
- Wenn das Hindernis gar nicht auftauchen würde, was wäre dann wahrscheinlich stattdessen da?
- Welche Strategien haben in der Vergangenheit geholfen, mit ähnlichen Hindernissen umzugehen?
- Was hat geholfen, die Risiken zu verringern?
- Wie wahrscheinlich ist es, dass Sie sich auch in dieser Situation auf Ihre Stärken und Ressourcen verlassen können?
- Was müsste geschehen, damit dies noch etwas wahrscheinlicher wird? Was können Sie dafür tun?
- Was benötigen Sie, um den Weg weiter fortzusetzen?
- Woher können Sie das bekommen?

- Wenn das Hindernis (oder Risiko) eine versteckte gute Seite hätte, welche könnte das sein?
- Wie wäre es trotz des Risikos möglich, den Weg fortzusetzen?
- Welcher erste kleine Schritt wäre bereits jetzt möglich, um das Hindernis zu meistern, das Risiko zu verringern?

Assoziiert

- Wie groß ist das Hindernis?
- Wie ist es, wenn man sich dem Hindernis immer weiter annähert? (Klienten begleiten)
- Welches Körpergefühl tritt auf?
- Wie können Sie das Körpergefühl (Haltung, Atmung) beeinflussen?
- Ist es möglich, um das Hindernis herum zu gehen?
- Mit welcher Haltung möchten Sie dem Hindernis begegnen?
- Mit welchem Gang gehen Sie darauf zu?
- Welche Gefühle spielen dabei eine Rolle?
- Auf welche Hilfsmittel werden Sie zurückgreifen?
- Welche Personen unterstützen Sie dabei?

Karten auf einer Zeitachse

Die Verwendung von Zeitachsen hat sich sowohl in therapeutischen als auch in beraterischen Settings als elementar erwiesen. Sie ermöglichen einerseits eine chronologische Kontextualisierung der Wirklichkeitskonstruktion der Klienten. Andererseits ist es mit ihrer Hilfe möglich, Ressourcen abzubilden, Copingstrategien zu überprüfen, Beziehungsdynamiken zu betrachten und im Rahmen einer Möglichkeitskonstruktion einen Lösungsfokus einzunehmen.

Auf der Zeitachse werden Veränderungen sichtbar. Unterschiede in Verhaltensweisen und Beziehungen werden deutlich, besonders mithilfe von zirkulären Fragen.

Kartenauswahl: eine Karte für Vergangenheit, eine für Gegenwart, eine für Zukunft

Beispielfragen

Gegenwart

- Wie erleben Sie die Situation aktuell?
- Was ist ganz konkret schwierig daran?
- Was daran ist durchaus auch in Ordnung?
- Wie gehen Sie momentan damit um?
- Wie gehen andere mit der Situation um?
- Wenn ich Ihren Mann fragen würde, wie er die Situation erlebt, was würde er mir wahrscheinlich beschreiben?
- Wie kommt es zu den unterschiedlichen Beschreibungen?
- Was tun Sie aktuell schon selbst für sich?
- Was wäre aktuell noch nützlich für Sie?

Vergangenheit

- Wie war Ihr Umgang mit diesem Thema in der Vergangenheit?
- Was hat sich bis heute daran verändert?
- Wer war davon betroffen? Wer nicht? (Wie erklären Sie sich das?)
- Wie reagierten diese Menschen darauf? (Wer reagierte wie?/ Dynamik sichtbar?)
- Was haben Sie selber für sich schon getan, um kleine Schritte der Besserung zu erreichen?
- Was hat Ihnen schon früher geholfen, damit fertig zu werden?

Zukunft

- Was wäre Ihr Ziel?
- In welcher Weise sollte sich das Thema weiter entwickeln?
- Was sind Sie bereit dafür zu tun?
- Was würde sich dann für Sie persönlich verändern?
- Was würde sich emotional verändern?
- Wie wäre es dann ganz genau?
- Was wäre dann auch für andere besser als jetzt? (Wie würde sich das wahrscheinlich auf die Dynamik auswirken?)
- Was wäre schon morgen ein möglicher kleiner Schritt in diese Richtung?
- Auf welche Erfahrungen aus der Vergangenheit könnten Sie sich hierbei verlassen?
- Welche Personen würden Sie wahrscheinlich unterstützen?
- Wie könnten Sie diese Unterstützung ganz konkret bekommen?

Hinweis: Die Fragetechnik mithilfe einer Zeitachse ist für Klienten oft besonders hilfreich, da sie durch die »chronologischen Sprünge« unterschiedliche Perspektiven ermöglicht.

Die oft festgefahrenen Sichtweisen von Klienten werden durch zusätzlich eröffnete Perspektiven weniger starr und die Idee von Veränderungen wird denkbarer. Somit erfüllt die Einführung einer Zeitachse, systemisch gesehen, einen ähnlichen Zweck wie die zirkuläre Fragestellung.

1.5 Mapping und Interview zur Wirklichkeits- und Möglichkeitskonstruktion

Problem – Lösung – Ressourcen

Es werden zuerst einige Karten für die Bereiche Problem, Lösung und Ressourcen ausgewählt: Eine bis drei Karte/n rund um das Problem, eine bis drei Karte/n rund um die Lösung, eine bis drei Karte/n rund um Ressourcen und Strategien (die Anzahl der Karten bestimmt die Dauer der Intervention!)

Sprachliche Variante

Drei Karten rund um Symptom und Herausforderungen, drei Karten rund um Ziele und Bedürfnisse, drei Karten rund um Kraftquellen und Fähigkeiten).

Die Karten werden auf dem Boden oder dem Tisch ausgelegt, oder an ein Magnet- oder ein Pinboard angebracht (Mapping).

Die individuellen Bedeutungsgebungen werden von den Klienten erläutert, hierdurch entsteht eine Art der Charakterisierung. Das Problem bekommt sozusagen Persönlichkeit und Symbolhaftigkeit, es wird eigenständig und somit externalisierbar. Mithilfe systemischer Fragetechnik kommt ein Abgleich darüber zustande, wer in der Familie welche spezifischen Bedeutungsgebungen und Sichtweisen gegenüber dem externalisierten Problem oder Symptom hat. Umgekehrt werden so die persönlichen und beziehungsgestaltenden Eigenschaften des Symptoms selbst deutlich (primärer und sekundärer Symptomgewinn). Welche Auswirkungen hat das Problem/Symptom auf die Beziehungsdynamiken, das Verhalten oder auch Kommunikationsmuster?

Die Karte(n) zum Problem (Wirklichkeitskonstruktion) werden mithilfe systemischer Fragen näher kontextualisiert:

- Wie beschreiben Sie das Problem? Was wird durch das Bild repräsentiert? Was nicht?
- Wer außer Ihnen würde Ihre Beschreibung teilen? Wer würde es anders sehen?
- Was wäre ein passender Name oder Titel für das Bild?
- Woran könnte ich als stiller Beobachter erkennen, dass sich das Problem im Moment gerade zeigt oder nicht zeigt?
- Wer leidet darunter? Wer profitiert vielleicht sogar davon?
- Wann ist es zum ersten Mal aufgetaucht? Was war das für eine Zeit?
- Wann wurde Ihnen zum ersten Mal bewusst, dass Sie an Ihrer Situation etwas ändern möchten?
- In welchen Situationen ist das Problem besonders gut sichtbar? Wann ist es eher unsichtbar?
- Wie erklären Sie sich das?
- Woher kommt es Ihnen vielleicht bekannt vor?
- Welche Muster sind erkennbar?
- Welche Unterschiede gibt es zwischen diesen Situationen?
- Was führt dazu, dass das Problem bisher noch nicht verschwunden ist?
- Was müssten Sie tun, damit sich die Situation sogar noch verschlimmert oder sogar für immer so bleibt?

Die Karten zur Lösung (Möglichkeitskonstruktion) werden mithilfe systemischer Fragen – hier besonders Skalierungsfragen – näher kontextualisiert:

- Wenn Sie einen Titel zu dem Lösungsbild auswählen würden, wie würde dieser lauten?
- Was beinhaltet die Lösung? Was kommt darin vor? Was nicht? Wie ist es dann ganz genau?
- Wann kamen bisher schon mal Ausnahmen vor, die ein wenig so waren, wie die gewünschte Lösung?
- Wie konnten diese Ausnahmen entstehen? Was hatten Sie für einen Einfluss darauf?
- Wenn Sie die Lösung erreicht hätten und so tun wollten, als ob das Problem zurückgekehrt wäre, was müssten Sie dafür tun? Wer würde den Bluff bemerken?
- Auf einer Skala von eins bis zehn, wobei eins dafür steht, dass Sie es für sehr unwahrscheinlich halten, und zehn dafür steht, dass Sie eine Lösung für sehr realistisch halten, für wie wahrscheinlich halten Sie es, die Lösung zu erreichen?
- Wie kommt es, dass Sie auf diesem Wert und nicht auf einem niedrigeren Wert stehen?
- Unter welchen Bedingungen wäre es möglich, nur einen einzigen Punkt höher zu stehen?
- Was wäre dort dann anders?
- Wer würde als Erstes bemerken, wenn Sie einen Skalenpunkt höher stehen würden?
- Woran würde das wahrscheinlich auffallen?
- Welche Auswirkungen hätte das auf Ihre Partnerin/Familie?

- Wie wäre es dort einen Skalenpunkt höher zu stehen? Wie fühlt sich das an? Wo genau können Sie dieses Gefühl körperlich am besten orten?

Die Karten zu Ressourcen und Strategien (Kompetenzfokus) werden mithilfe systemischer Fragen näher kontextualisiert:

- Welche Ihrer Stärken hat Ihnen geholfen, bisher trotz allem dahin zu kommen, wo Sie jetzt stehen?
- Was hat sich durch das Problem nicht verändert?
- Was funktioniert so gut wie gewohnt?
- Worauf ist Verlass? Was würden Sie auch in Zukunft immer wieder so machen?
- Welche Strategien funktionieren gut?
- Auf welche Ihrer Fähigkeiten können Sie blind vertrauen?
- Wie haben Sie es früher geschafft, solche Situationen zu meistern?
- Unter welchen Bedingungen gelingt Ihnen dies besonders gut?
- Welche Unterstützung können Sie bekommen? Woher? Wie müssen Sie das anstellen?
- Wobei sind Ihnen Ihre Erfahrungen in anderen Zusammenhängen sogar schon einmal nützlich gewesen?
- Wozu wäre es gut, noch eine Weile darauf zu verzichten, auf Ihre Stärken und Erfahrungen im Umgang mit diesem Problem zurückzugreifen?
- Wann wäre ein guter Zeitpunkt, um einen ersten kleinen Schritt in Richtung Lösung zu machen?
- Welche Ihrer Ressourcen, Stärken oder Fähigkeiten wären Ihnen dabei nützlich?
- Auf welche Strategie würden Sie dann setzen?

Variante: Klientin als Co-Therapeutin

Ihr Klient schlüpft in die Rolle eines Experten/Co-Therapeuten (Er kennt ja den Klienten – sich selbst – ziemlich gut). Er wählt drei Karten (Problem, Lösung, Ressource) zur entsprechenden Fragestellung aus. Anschließend erklärt er, aus der Rolle des Co-Therapeuten, dem Therapeuten, welche Bedeutung die Karten für ihn habe und was damit gezeigt wird. Durch diese Intervention wird eine zusätzliche Metaebene eingeführt, die eine weitere, objektivere Perspektive ermöglicht.

Therapeut bittet um Expertenmeinung

- Was denken Sie, wie kann ein Mensch es ganz generell schaffen, mit solchen Herausforderungen fertig zu werden?
- Was konnten Sie beobachten, hat sich bis heute bereits verändert?
- Was hat sich trotzdem bis heute nicht verändert?
- Wie konnte das geschafft werden?
- Was ist aus Ihrer Sicht notwendig, um eine weitere kleine Veränderung zu ermöglichen?
- Auf welche ihrer Stärken könnte die Klientin dazu zurückgreifen?
- Wer könnte wahrscheinlich noch dabei helfen?
- Was wäre wahrscheinlich für die Klientin nötig, um auf diese Hilfe (oder Fähigkeiten) zurückgreifen zu können?
- Unter welchen Bedingungen wäre dies normalerweise möglich?
- Was wäre Ihr Rat an die Klientin, welcher erste kleine Schritt wäre nützlich, um eine kleine Veränderung zu ermöglichen?

1.6 Das innere Team

Die Facetten der Teammitglieder

Wenn Sie mit Ihren Klienten mit einem Modell von Persönlichkeitsanteilen (z. B. inneres Team) arbeiten, dann lassen sich mithilfe der Bildimpulse die einzelnen Anteile genauer explorieren. Innere Teammitglieder könnten beispielsweise sein:

- der/die Perfektionist/Perfektionistin
- die innere Managerin
- innerer Richter
- der Kontrolleur
- Mutter Theresa
- der Clown
- inneres Kind
- der/die Weise
- der Brandstifter
- der/die Feuerbekämpfer/Retterin
- der/die Verbannte (z. B. verletztes inneres Kind)

Für diese und andere Anteile bzw. Teammitglieder finden sich innerhalb des Kartensets entsprechende Bildimpulse.

Die Arbeit mit dem inneren Team oder anderen Modellen zur Arbeit mit Persönlichkeitsanteilen ist in der Literatur hinreichend beschrieben, daher wird an dieser Stelle nicht vertiefend auf die Ausgestaltung dieser Methode eingegangen. Die Arbeit mit Bildimpulsen hat in diesem Kontext vor allem einen unterstützenden Charakter.

Ziel: Es geht um das Erforschen/Erkunden der Persönlichkeitsaspekte einzelner Teammitglieder eines inneren Teams.

Ablauf. Es werden zuerst die Teammitglieder auf einzelnen Moderationskarten benannt bzw. auch direkt entsprechende Bildimpulse dazu ausgesucht.

Es soll nun eine Zuschreibung von spezifischen Eigenschaften mit jeweils einer bis drei weiteren Karte/n pro Teammitglied/Anteil gemacht werden.

Hilfestellung zur Auswahl der Karten:

- Welche Gedanken und Gefühle werden mit dem inneren Teammitglied verbunden?
- Welches Bild passt dazu?
- Zusätzlich: eine Karte für negativ assoziierte Aspekte (z. B. destruktive) eines Anteils,
- eine Karte für positive Eigenschaften, Ressourcen oder nachvollziehbare Bedürfnisse (Wünsche, Funktionen) der Anteile.

Je häufiger uns eine wohlwollende Identifikation mit unseren eigenen Persönlichkeitsanteilen gelingt, desto besser lernen wir uns selbst mit allen unseren Facetten kennen und schätzen. Nachdem die Facetten ausgewählt sind, sollten die Klienten sie mit ihren Besonderheiten beschreiben.

Daneben bietet es sich an, systemische Fragen im Sinne einer kleinen »Team-Checklist« zu stellen:

- Welches typische körperliche und emotionale Erleben verbinden Klienten mit den Teammitgliedern? (ermattet, unruhig, besorgt, angespannt, traurig, aufgedreht, glücklich, sprunghaft, euphorisch, niedergedrückt, aufrecht, stark, mutig, respektvoll, kränklich …) das klingt passiv – danach wird es aktiv …
- Geben Sie jedem Teammitglied einen »typischen« Satz/ein Motto.
- Wann, wem, wo zeige ich dieses Teammitglied von mir? Wann, wem, wo nicht? Konkrete Beispiele?
- Wann ist der Anteil eher konstruktiv, positiv und wann eher destruktiv, negativ?
- Wenn ein Anteil überwiegend als destruktiv, negativ erlebt wird: Wie könnte man das noch sehen? Reframing der Funktion!
- Seit wann gibt es das Teammitglied wahrscheinlich schon in Ihrem Leben?
- Welche Bedürfnisse hat das Teammitglied somit seinem Alter entsprechend?
- Welche Bedürfnisse waren damals wichtig? (eigene und die anderer)
- Welche Funktionen/Aufgaben hat es bereits früh(er) erfüllt?
- Wozu war das gedacht?
- Was ist der gute Grund für diese besonderen Verhaltensweisen?
- Wie gut wurden Bedürfnisse von anderen Menschen erfüllt?
- Was hat das Teammitglied damals dafür getan, um diese Bedürfnisse zu erfüllen?
- Welche Aufgaben sind damit verbunden gewesen?
- Woran kann man das auch heute noch erkennen? Welches Verhalten?
- Welche Vor- und welche Nachteile haben diese Verhaltensweisen?
- In welchem Kontext?
- Wie angemessen scheint die Übernahme dieser Aufgabe/oder Verantwortung heute noch zu sein?
- Aus welchem guten Grund wird immer noch versucht, diese Aufgabe zu erfüllen?
- Angenommen das Mitglied würde zukünftig etwas weniger für diese Aufgabe zuständig sein, wozu wäre es stattdessen gut geeignet?
- Welche Fähigkeiten zeichnen es für die alternative Aufgabe aus?
- Welcher verantwortungsvolle Posten/welche wichtige Funktion kann stattdessen übernommen werden?

Beziehen Sie während der Intervention auch immer wieder bewusst die ausgewählten Bilder mit ein. Was lässt sich hier finden, was zu den Antworten und Entdeckungen der Klienten passt? Die Bilder vertiefen die assoziierten Aspekte der Teammitglieder und lassen die beschriebenen Inhalte plastischer erscheinen. Die unterschiedlichen Teammitglieder können auf unterschiedliche Kontexte der Klienten bezogen, genauer analysiert werden: Schule, Familie, Freunde, dort wo die jeweiligen Schwierigkeiten der Klienten überwiegend wirken. Wann ist welches Teammitglied hilfreich, wann eher weniger und wann könnten Teammitglieder, die in anderen Kontexten hilfreich erlebt werden, auch in den schwierigen und herausfordernden Kontexten ihre Stärken einbringen?

Inneres Team – zirkuläre Variante

- Welche Karten würde Ihr Partner, Angehörige/Freunde ... wählen, um Ihre inneren Anteile/Teammitglieder zu beschreiben?
- Was drücken diese Karten für Sie aus?
- Wie zufrieden sind Sie damit, dass die andere Person eher diese Karte auswählen würde?
- Wie erklären Sie sich, welche Seiten bei den anderen sichtbar werden und welche Seiten eher nicht?
- In welchen Situationen zeigen Sie welche Seiten besonders häufig?
- Wie reagieren andere Personen darauf?
- Wie zufrieden sind Sie damit?
- Was können Sie selber tun, um auch andere Seiten von sich zu zeigen?
- Wie würden andere Menschen wahrscheinlich auf diese anderen Seiten reagieren?
- Was hätte das zur Folge?
- Welche Konsequenzen hätte das wahrscheinlich für Ihre Beziehungen?
- Wie gut passen aus Ihrer Sicht Ihre selbst gewählten Bilder zu denen, die die andere Person ausgewählt hätte, zusammen? Was stimmt überein, was ist auch ein Unterschied?
- Wenn Sie bestimmte Seiten von sich zeigen, welche bestimmten Seiten werden dadurch auch bei Ihrem Gegenüber angesprochen? Wozu führt das in der Regel? Wie ließe sich diese Dynamik situativ unterbrechen?

1.7 Großes Ich & kleines Ich

Bedürfnisse, Gefühle, Funktionen

Die Hypothese lautet: Je besser wir unsere eigenen Verhaltens- und Erlebensweisen verstehen und nachvollziehen können, umso leichter kann es uns fallen, diese in positiver Weise zu beeinflussen.

In dieser Intervention werden wir uns erneut einer Zeitachse bedienen. Die Perspektive eines Kleinen und eines Großen Ichs erlauben uns nachzuvollziehen, wie sich Verhalten und Erleben im Laufe der Jahre verändert haben und was vielleicht immer noch ähnlich ist. Hierbei können Veränderungen in Bezug auf Bedürfnisse, Gefühle und (Ich-)Funktionen beobachtet werden. Darüber hinaus können Kompetenzen und Ressourcen fokussiert werden, die neu hinzugewonnen wurden und sogar überdauert haben. Perspektivwechsel zwischen unseren großen und kleinen Ichs verdeutlichen außerdem kontextbezogene Veränderungen und die Überprüfung funktionaler und dysfunktionaler Bewältigungsstrategien.

Mögliche Leitfragen lauten:

- Was tut mein Großes Ich, was bereits mein Kleines Ich gelernt hat?
- Was ist neu dazu gekommen?
- Wie weit ist das Verhalten eines Kleinen Ichs aus der Perspektive eines Großen Ichs nachvollziehbar?
- Worin unterscheidet sich meine heutige Wahrnehmung von meiner früheren?
- Welche Übereinstimmungen gibt es immer noch?

- Welche meiner Verhaltensweisen sind einem Kleinen Ich eher angemessen und welche eher einem Großen Ich?
- Wann zeige ich eher mein Großes Ich, wann ist es in Ordnung auch noch das Kleine Ich in den Vordergrund zu stellen?

Ziel: Exploration funktionaler und dysfunktionaler Verhaltensweisen und Reaktionsweisen.

Die Intervention eignet sich auch gut als Vorbereitung für die Arbeit mit Persönlichkeitsanteilen, z. B. dem Inneren Team. Es geht primär darum, die eigenen Verhaltens- und Erlebensweisen zu explorieren und in verschiedenen Kontexten auf z. B. ihre Funktionalität hin zu prüfen. Je nach Arbeitshypothese können die jeweiligen Fokusse für die Auswahl der Karten variiert werden.

Die Klienten wählen je drei Karten für ihr Kleines Ich. Folgende Gesichtspunkte könnten nützlich sein:

- Welche spezifischen Wünsche oder Bedürfnisse waren früher für Sie besonders wichtig?
- Welche Aufgaben haben Sie schon früh innerhalb Ihrer Familie übernommen? (Was war schon früh Ihre Rolle?)
- Welches Gefühl oder welche Motivation (Triebfeder) hat Sie schon damals besonders beschäftigt? Was war charakteristisch für Ihr Kleines Ich?
- Wie hat Ihr kleines Ich Beziehungen gestaltet? Wie hat es z. B. gestritten?
- Wie hat es bekommen, was es wollte?
- Was war seine größte Angst?

Die Klienten wählen je drei Karten für ihr Großes Ich:

- Was sind aktuell Ihre zentralen Wünsche und Bedürfnisse?
- Wie sehen Sie Ihre heutige Rolle innerhalb Ihrer Familie? Was sehen Sie als meine wichtige Aufgabe?
- Welche Gefühle oder welche Motivation begegnen Ihnen heute in Ihrem Alltag, in Bezug auf Ihre Familie (oder Partnerschaft) häufig? Was ist charakteristisch für Ihr Großes Ich?
- Wie werden heute Beziehungen gestaltet? Was gibt Ihrem großen Ich Stabilität?
- Was kann zu Verunsicherungen führen?
- Wie ist der Umgang des großen Ichs mit Problemen, Belastungen oder Krisen?

Der Klient beschreibt dem Therapeuten die Auswahl und seine Assoziationen zu den gewählten Bildern.

Unterstützend wird mit einem systemischen Interview gearbeitet, um dem Klienten neue Perspektiven auf aktuelle und alte Zusammenhänge zu ermöglichen.

- Welche Übereinstimmungen fallen Ihnen auf?
- Wo gibt es Unterschiede?
- Wer würde das noch so sehen? Wer würde es anders beschreiben?
- Was ist Ihnen wichtig zu bewahren? Was möchten Sie gerne verändern?
- Wie kam es aus Ihrer Sicht dazu, dass sich Wünsche und Bedürfnisse in dieser Weise verändert haben/nicht verändert haben?
- Welche der Aspekte der Rolle Ihres Kleinen Ichs begegnet Ihnen immer noch manchmal in Ihrem heutigen Leben?
- Wie wirkt sich das noch heute aus?

- In welchen Situationen bemerken Sie dies manchmal?
- Wann ist dies in Ordnung? Wann erleben Sie dies als ungünstig?
- Was haben Sie bisher getan, um dies zu beeinflussen?
- Wie gut wurden damals Ihre Bedürfnisse erfüllt? Wie ist es heute damit?
- Wann gelingt es Ihnen gut, sich darum zu kümmern?
- Wenn Sie an Ihre aktuelle(n) Beziehung(en) denken, was begegnet Ihnen da gelegentlich an Verhaltensweisen, die Sie Ihrem Kleinen Ich zuschreiben würden?
- Wer würde das auch so beschreiben? Wer anders?
- Welche charakteristischen Gefühle haben sich nicht verändert? Was ist Ihre Erklärung dafür?
- Wenn ich Ihren Partner fragen würde, was würde er mir antworten, wie er Ihre Rolle oder Aufgabe innerhalb Ihrer Familie wahrnimmt?
- Was würde er/sie mir über die Sichtbarkeit des Großen Ichs und was über die des Kleinen Ichs beschreiben?
- Welche Auswirkungen hat das auf Ihre aktuelle Beziehung?
- Welches Verhalten/Erleben/Gefühl/Bedürfnis/Funktion hat überdauert?
- Was war der ursprüngliche gute Grund dafür?
- Wo erscheint Ihnen dies noch heute angemessen? Wo weniger?
- In welchen Lebensbereichen haben Sie sich bis heute klar weiter entwickelt? Wo würden Sie gerne noch etwas verändern?

1.8 Abschlussintervention mit Bildimpulsen

Ausnahmsweise sind nun Sie als Therapeutin oder Berater an der Reihe, eine Karten auszusuchen. Nach einer kurzen Pause stellen Sie vor, wozu gerade diese Karte für die Abschlussintervention ausgesucht haben.

Bei der Auswahl Ihrer Karte geht es darum, was Ihrer Ansicht nach das Besondere an der stattgefundenen Sitzung war. Versuchen Sie eine kleine Zusammenfassung dessen zurückzugeben, von dem, was Sie z. B. an Ihren Klienten Ressourcenvolles wahrnehmen konnten.

- Worauf möchten Sie abschließend noch einmal den Blick richten?
- Welches Symptom ergibt, Ihrer Beobachtung nach, in einem bestimmten Kontext einen Sinn?
- Was für ein Verhalten ließe sich abschließend reframen oder positiv konnotieren?
- Welche Aspekte möchten Sie hervorheben?
- Welche kompetenzfokussierte Hypothese möchten Sie Ihren Klienten schenken?
- Was denken Sie könnte nützlich für Ihre Klienten sein? Welches Lob können Sie aussprechen?
- Gibt es vielleicht eine kleine Hausaufgabe, ein Experiment, oder eine Beobachtungsaufgabe, oder eine paradoxe Verschreibung, die Sie ihnen mit auf den Weg geben möchten?
- Bestimmen Sie einen Fokus und wählen Sie einige entsprechende Karten, die Ihre Rückmeldung treffend symbolisieren.

Gleichzeitig können auch Ihre Klienten eine Karte wählen. Die Leitfragen für diese Karte lauten ganz simpel: »*Was war heute nützlich für mich? Was war vielleicht sogar neu? Was nehme ich mit?*«

2 Gruppensetting

2.1 Warm-up

Jedes Gruppenmitglied wählt je eine Karte für:

- Was bringe ich für eigene Stärken mit, welche die Gruppe bereichern werden?
- Welche(s) Thema sollte aus meiner Sicht heute in Worte gekleidet werden?
- Welche meiner Eigenschaften sollte ich heute mehr als bisher zeigen, welche ebenfalls die Gruppe bereichern wird?
- Was erwarte/wünsche ich mir vom heutigen Tag/Sitzung?

Jede Karte wird reihum von den anderen Mitgliedern der Gruppe erst hypothetisch, ressourcen- und kompetenzorientiert vorgestellt und anschließend vom Besitzer der Karte ergänzend erklärt.

2.2 Hypothesen-Training

Hypothesen zu bilden, trainiert grundsätzlich konstruktivistisches und systemisches Denken. Meine Annahmen über andere Menschen sind Hypothesen und *nicht* Wissen. Darüber hinaus lockert diese Übung das gruppendynamische Geschehen auf und ermöglicht es den Teilnehmerinnen mit ihren Eigenschaften und Stärken gesehen zu werden.

Jedes Gruppenmitglied sollte sich eine Karte aussuchen,

- die sie persönlich ganz spontan anspricht,
- etwas Aktuelles mit ihm zu tun hat,
- eine Stimmung zum Ausdruck bringt,
- eine Fähigkeit zum Ausdruck bringt.

Hypothesen bilden. Über die Auswahl anderer Teilnehmer (z. B. reihum oder wechselnd gegenüber in einem konzentrischen Doppelstuhlkreis, wie beim Speeddating) können Hypothesen kreiert werden. Eine genaue Vorgabe für diese Intervention könnte z. B. eine der folgenden Fragen, die auf einem Flipchart oder Board notiert ist (damit transparent ist, worum es gehen soll), sein:

- Bilden Sie zwei generelle kompetenzfokussierte Hypothesen über das Gruppenmitglied neben Ihnen.
- Was könnte die ausgewählte Karte mit dem Gruppenmitglied ganz persönlich zu tun haben?
- Was vermuten Sie wie es kommt, dass sie/er sich gerade für diese Karte entschieden hat?
- Welche seine/ihrer Stärken, besonderen Fähigkeiten oder Talente könnten sich in diesem Bild finden?
- Falls X einen Wunsch an die Gruppe hätte, was könnte diese Karte darüber aussagen?

Seien Sie kreativ. Überlegen Sie sich weitere Fragstellungen, die Übung eignet sich hervorragend als Standardprozedere in Gruppenprozessen und darf unter »Trainingsgesichtspunkten« gerne oft und variantenreich wiederholt werden.

Die Runde kann jeweils damit beendet werden, dass alle Teilnehmer kurz sagen, was an den Hypothesen zutreffend war oder was ergänzt werden sollte. Sie können den Austausch jedoch auch auf die Pause vertagen und Teilnehmer anregen, dann darüber ins Gespräch zu kommen.

Verlaufskontrolle gruppendynamischer Entwicklung

Die Intervention eignet sich besonders für die Eingangsrunde. Sie kann statt eines »üblichen Wetterberichtes« direkt auf gruppendynamische Prozesse oder verdeckte Konflikte fokussieren.

- Eine Karte für: Was läuft gut?
- Eine Karte für: Was hat dich in letzter Zeit schon mal gestört?
- Eine Karte für: Was wünschst du dir von den anderen?
- Eine Karte für: Was bräuchte die Gruppe aus meiner Sicht? Wovon mehr/wovon weniger?
- Eine Karte für: Was bin ich bereit in die Gruppe zu geben?

Mithilfe zirkulärer Fragen können die Aussagen/Assoziationen konkretisiert und rückgekoppelt werden.

- Was denken Sie, was meint X damit, wenn er sagt, dass Einzelne sich vielleicht noch nicht richtig integriert fühlen?
- Was glauben Sie, an welches Beispiel hat Frau Y gedacht, als sie sagte, sie wünsche sich mehr Transparenz?
- Welche Idee haben Sie dazu, wie Sie Herrn Z gut bei seinem Wunsch unterstützen könnten, eine fehlerfreundliche Atmosphäre zu gestalten?

2.3 Postersession

Collage zur Gruppenentwicklung in Teams und Gruppen

Um die Entwicklung und Qualität von Teams und Gruppen zu bilanzieren kann es hilfreich sein, dass die Mitglieder einer Gruppe/eines Teams eine Collage gestalten, die zum Ausdruck bringt, wie diese Aspekte individuell gesehen werden.

Ziel ist es, die unterschiedlichen Perspektiven der Mitglieder zu erfassen, um neue Informationen zu erzeugen und einen Mehrwert an neuen Informationen zu generieren.

Dazu werden Flipchart-Blätter, Wachsmaler, Klebeband und Bildimpulse benötigt. Eine größere Gruppe kann in Kleingruppen eingeteilt werden (drei bis fünf Teilnehmer in einer Kleingruppe).

Aufgabenstellung

- Erarbeitet eine Collage zu eurer Perspektive, wie sich das Team im Laufe der Zeit weiterentwickelt hat! Vergangenheit – Gegenwart – Zukunft
- Wählt zu jedem Zeitaspekt zwei bis fünf Karten aus, die euer Gefühl zu diesem Zeitabschnitt am ehesten zum Ausdruck bringen!
- Zeichnet, skizziert, beklebt oder bemalt die Poster zu der jeweiligen Zeitepoche, um es später den anderen vorzustellen!

- Lasst euch von den Hypothesen der anderen Gruppenmitglieder zu euren Postern überraschen und stellt erst im Anschluss eure erarbeiteten Gedanken dazu vor!

Bei der Arbeit in Kleingruppen bietet sich abschließend eine Vernissage an, um die Ergebnisse zu präsentieren. Hypothesen über die Darstellungen auf den Postern dürfen zuerst (von den Mitgliedern einer anderen Kleingruppe) gestellt werden. Entsprechend einer Vernissage dürfen sie z. B. aus der Rolle eines Kunstkritikers hervorgebracht werden oder aber auch aus der Rolle eines Zeitzeugen!

Es können anhand der Poster Stichworte erarbeitet werden – z. B. mithilfe eines Brainstormings zur bisherigen Entwicklung des Teams oder zu anstehenden Entwicklungsaufgaben.

Um den Teambuildingprozess noch zu stärken, können sich folgende Frageoptionen anbieten, die im Anschluss vom Moderator gestellt werden.

Vergangenheit

- Was bringen diese Bilder ganz konkret für euch zum Ausdruck?
- Wie hat sich das Team ausgehend von den Bildimpulsen entwickelt?
- Was hat jede/r mit- bzw. eingebracht, sodass sich dieses Team weiter entwickeln konnte?
- Zirkulär: Was sagen Sie darüber, welche Kompetenzen Ihre Sitznachbarin mitgebracht hat? (reihum)
- Wie, wann und wodurch haben Sie sich als Teammitglied wohlgefühlt?
- Bei welchen Ereignissen konnten Sie sich als gute Gruppe wahrnehmen?
- Wie wurden schon früher Schwierigkeiten von der Gruppe gemeistert?
- Welche individuellen Stärken waren dabei wichtig? (Allparteilichkeit! Jeder wird angesprochen!)
- Bei welchen Dingen haben Sie gelernt zu akzeptieren, dass es so ist, wie es ist?

Gegenwart

- Wofür könnten aktuelle, vielleicht auch immer wiederkehrende Themen für die Gruppe wichtig sein?
- Welche Wirkung haben welche Themen auf einzelne Gruppenmitglieder?
- Was könnten wichtige Lernaufgaben sein, die gerade gelernt werden oder noch gelernt werden müssten?
- An welchen Themen muss die Gruppe derzeit arbeiten?
- Wer sollte dazu was beitragen?
- Was muss mehr da sein, was sollte eher weniger sein?

Zukunft

- Was verbindet diese Karten mit dem Ende der Gruppen-/Schul-/Ausbildungszeit?
- Worauf werdet Ihr in der Zukunft/am Ende des Jahres/Ende der Gruppenzeit stolz sein?
- Was möchtet Ihr bis dahin erreicht haben?
- Welche Ressourcen und Kompetenzen werden alle erlernt oder verbessert haben, um so weit zu kommen?

- Welche Fähigkeiten konnten Sie in der Gruppe lernen, die in nächster Zeit nützlich sein werden?
- Welche Fähigkeiten aus dieser Zeit werden Ihnen ein Leben lang nützlich sein?
- Wie werden Sie dafür sorgen, dass Sie auch in Zukunft immer wieder einen guten Platz in einer Gruppe einnehmen werden?
- Welche nützlichen Erfahrungen im Zusammenarbeiten in Gruppen nehmen Sie auf jeden Fall mit, die Sie mutiger und souveräner werden lassen haben?

Variante I: »History and Vision«. Wählen Sie einige der Fragen aus, oder verwenden Sie eigene. Die Antworten können anschließend z. B. an einem Pinboard gesammelt werden, um so die unterschiedlichen Sichtweisen auf die Teamgeschichte und Vision abzubilden.

Variante II: »Strange Presentation«. Nachdem die Poster erstellt worden sind, werden sie anderen Arbeitsgruppen zugeordnet, die dann vorstellen muss, was die Poster aus ihrer Sicht darstellen sollen. Die Gruppe, die eigentlich das Poster entwickelt hat, skaliert parallel, wie zutreffend die Präsentation vorgestellt wird. Dies geschieht auf einer Bodenskala von eins bis zehn (hierbei bleibt die Gruppe auf der Skala in Bewegung und zeigt ihre Übereinstimmung an), am Ende wird von der ursprünglichen Gruppe ergänzt, was noch nicht gesagt wurde.

2.4 Abschluss und Feedback in Gruppen

Um eine kurze Feedbackrunde, z. B. nach einer Gruppentherapiesitzung oder einem Teamentwicklungsseminar zu gestalten, können die Bildimpulse im Raum ausgelegt und die Teilnehmer gebeten werden je eine Karte auszusuchen, die symbolisch beschreibt:

- Was war für mich persönlich/oder den Arbeitskontext nützlich?
- Was war neu?
- Was nehme ich mit?

3 Setting: Paare

3.1 Hypothesen über Auswahl des anderen

Wie bei der o. g. Warm-up-Übung werden gegenseitig Hypothesen zu den ausgewählten Karten gebildet. Da es um Paarberatung oder Therapie geht, sind selbstverständlich verschiedene Themenbereiche denkbar.

Die Partner wählen zuerst jeweils eine Karte aus, die ihnen ganz spontan passend zu ihrer Beziehung erscheint. Nach der Auswahl werden von jeweils anderen Hypothesen vor dem Hintergrund folgender Fragestellungen gebildet:

- Was könnte diese Karte mit X (der Partnerin/dem Partner) ganz aktuell zu tun haben?
- Was vermuten Sie, wie es kommt, dass X sich für diese Karte entschieden hat?

- Welche Wünsche oder Erwartungen könnten sich in dem gewählten Bild widerspiegeln?
- Was könnte diese Karte über Wünsche an die Beziehung aussagen?

3.2 Externalisierter Konflikt in Bildern

Im Verlauf einer Paartherapie (oder auch innerhalb von Konflikten in Teams) kann es eine Unterstützung sein, den Konflikt oder das Streitthema zu externalisieren. So wird es besser beschreibbar und gleichzeitig objektiver erfahrbar. Die Übernahme der Perspektive des Konfliktpartners kann die eigene, oft festgefahrene Sicht auf einen Konflikt erweitern und flexibler machen.

Ziel

- Externalisierung eines häufigen Konflikts, Abgleich der Realitäten, mithilfe zirkulärer Perspektiven und Sichtbarmachung ungünstiger Dynamiken, für eine verbesserte Konfliktkommunikation
- Vermittlung von Grundlagenwissen über konstruktivistische Phänomene
- Verständnis und Wertschätzung: sehen und gesehen werden innerhalb von konflikthaften Beziehungen

Es werden von jedem Partner jeweils eine bis drei Karte/n rund um einen typischen Konflikt gewählt.

Schritt 1: Anstatt das sich die Partner die Karten direkt gegenseitig vorstellen, werden auch hier wieder zuerst Vermutungen oder Hypothesen darüber gebildet, was der/die andere mit den ausgewählten Karten beschreiben möchte.

Schritt 2: Es werden die Hypothesen vom Gegenüber entweder bestätigt oder korrigiert. Es ist wichtig die Klienten anzuhalten, möglichst »Ich-Botschaften« zu formulieren, nicht zu werten und nicht zu verallgemeinern. Über die Hypothesenbildung kann der Effekt des Konstruktivismus deutlich gemacht werden. Der eigene Standpunkt des »Nicht-Wissens« über das Gegenüber kann klarer werden. Die Bedeutung des Konstruktivismus für die Kommunikation (und die entsprechenden Kommunikationsregeln) kann so gemeinsam erarbeitet werden.

Schritt 3: Nachdem die Korrektur oder Bestätigung stattgefunden hat, muss nun das Gesagte bzw. vielmehr das Gehörte vom anderen wiederholt werden. Dies dient zum einen der Wertschätzung, aber vor allem auch dazu sicherzustellen, dass der jeweils andere zugehört und verstanden hat.

Schritt 4: Da es um einen Konflikt geht, sollte im letzten Schritt gemeinsam erarbeitet werden, unter welchen Bedingungen zukünftig besser damit umgegangen werden kann. Hilfreich sind an dieser Stelle einerseits wieder (kompetenzfokussierte) zirkuläre Fragen und zusätzlich ein Abgleich darüber, was für den anderen jeweils in diesen Situationen nützlich ist, um nicht wieder in die alten Muster zu verfallen. Hierzu sollten dann von beiden Teilnehmern gemeinschaftlich ein bis zwei Bildimpulse ausgewählt werden, die einerseits symbolisieren und anderseits wirkungsvoll erinnern, wie zukünftig stattdessen mit dem alten Konflikt umgegangen werden kann.

Achtung: Nicht die Abwesenheit eines Verhaltens zu definieren ist hilfreich, sondern STATTDESSEN, die konkrete mögliche Alternative und Anwesenheit von Handlungen!

3.3 »Dreimal Ich, dreimal Wir«

Bei dieser Intervention suchen sich die Partner drei Karten für das Ich, also alles was persönlich und außerhalb des Paarkontextes wichtig ist, aus und drei Karten für das Wir, also alles was wichtig in Verbindung mit dem Paar-Sein erscheint.

Nach der Auswahl werden die Karten entweder direkt (oder indirekt/gegenseitig hypothetisch) vorgestellt. Mithilfe zirkulärer Fragen können die individuellen Vorstellungen, Bedürfnisse und Wünsche, die jede(r) einzelne damit in Verbindung bringt, konkretisiert werden.

Beispielfragen

- Was tut Ihre Frau bereits jetzt schon, damit sie diese Bedürfnisse gut erfüllt?
- Und was wäre noch für sie hilfreich, damit sie es gut schafft, sich diesen Raum tatsächlich so zu nehmen, wie es für sie gut wäre?
- Bei welchen Aspekten des Wirs sehen Sie Übereinstimmungen? Wo sind Abweichungen?
- Was denken Sie wäre Ihrer Frau zukünftig besonders wichtig, wenn es um das Wir geht?
- Was denken Sie könnte Ihren Mann ermuntern, solche Wir-Situationen in Zukunft wieder häufiger zu suchen?
- Wie schaffen Sie es Ihren Mann dabei zu unterstützen, sich wieder mehr um diesen Ich-Aspekt zu kümmern?
- Woran können Sie erkennen, dass Ihre Frau vielleicht in der Stimmung ist, sich die Zeit für einen Wir-Aspekt zu nehmen?
- Welche Nachteile haben Ich-Aspekte? Welche Nachteile gibt es vielleicht bei den Wir-Aspekten?
- Welche Vorteile stehen dem gegenüber? Was denken Sie, wie wird das von Ihrem Partner gesehen?
- Wozu könnte es wichtig sein, dass das Ich und das Wir innerhalb einer Beziehung gleichberechtigt nebeneinander stehen?
- Welche Folgen könnte es für Ihre Partnerschaft haben, wenn eine Seite dauerhaft überwiegt?
- Was können Sie tun, um zukünftig noch ausgewogener mit dem Ich und dem Wir bei der Ausgestaltung Ihrer Partnerschaft umzugehen?
- Woran können Sie erkennen, dass sich Ihr Partner heute lieber Zeit für das Ich nehmen möchte?
- Was würden Sie sich wünschen, wie er es Ihnen vermittelt?
- Woran würde Ihre Frau merken, dass in Ihrer Beziehung das Ich und das Wir eine ausgewogene Gewichtung haben?
- Wie wäre dieser Zustand für Ihre Frau dann ganz konkret?
- Wie müsste es für Sie selbst sein, damit es optimal wäre?

3.4 Zukunft, Gegenwart und Vergangenheit

Im Fokus ist hier ein Realitätsabgleich. Ziel ist es, dass sich das Paar wieder neu aufeinander einstimmt und über Ziele und Motivationen abstimmt. Paare schreiben eine persönliche Geschichte ihrer Vergangenheit. Je deutlicher dies beiden Beteiligten klar ist, umso klarer kann auch eine persönliche Schwerpunktsetzung nachvollziehbar werden. Eine gemeinsame Basis wird im Rahmen eines narrativen Elements stabilisiert und die Kommunikation erleichtert. Eine gemeinsame Geschichte schweißt zusammen und repräsentiert ein Paar nach außen.

Das Wissen über die aktuellen Themen des/der anderen macht es leichter zu verstehen, wie es zu bestimmten Verhaltensweisen oder Sichtweisen kommt. Die Nachvollziehbarkeit besonderer individueller Fokussetzung innerhalb der Beziehung wird verbessert.

> Die Kenntnis gemeinsamer oder persönlicher Ziele macht das Zusammenleben und Fortkommen einfacher. Es wird sichtbar, welche Themen, Wünsche und Motivationen den jeweils anderen beschäftigen und wie es gelingen kann, sich gegenseitig gut zu unterstützen.

Die Karten werden sich gegenseitig vorgestellt oder auch mithilfe von gegenseitigen Hypothesen und Korrektur exploriert.

Es soll eine Karte für die Vergangenheit der Beziehung ausgesucht werden. Sie soll symbolhaft darstellen, was damit persönlich verbunden wird. Was war wichtig? Was war typisch? Was war verbindend? Eine Karte wird für die Gegenwart ausgesucht, sie steht dafür, wie die aktuelle Situation empfunden wird und, was für Themen aktuell bewegen oder bewegt werden (oder bewegt werden sollten!).
Die dritte Karte wird für die Zukunft der Beziehung ausgesucht, für die damit in Zusammenhang stehenden Wünsche, Ziele und Hoffnungen.

Es wird anschließend wiederum mithilfe systemischer Fragetechnik konkretisiert und kontextualisiert.

4 Setting: Mediation

Konfliktmanagement

Der Einsatz von Bildimpulsen in Mediation und Konfliktmanagement scheint grenzenlos zu sein. Daher wird in diesem Zusammenhang nur beispielhaft aufgezeigt, welche Möglichkeiten für den Einsatz der Karten sich in diesen Bereichen bieten könnten. Ganz generell lässt sich jedoch sagen, dass insbesondere hier die Wirkmechanismen des Konstruktivismus eine bedeutende Rolle spielen. Im Sinne einer Kommunikationsedukation sollte hierauf unbedingt eingegangen werden.

Die folgende Intervention ist sowohl für Konflikte im Zweierkontext als auch für den Gruppenkontext möglich. Der Fokus liegt auf einem Realitätsabgleich mit entsprechender Perspektivübernahme sowie einem systemischen Interview, welches die Konfliktpartner unterstützen soll, die Mechanismen des Konflikts besser zu verstehen und gemeinsame Handlungsalternativen zur Verringerung des Konfliktpotenzials zu entwickeln:

- eine Karte für den Konflikt
- eine Karte für »Was braucht es aus meiner Sicht, damit sich etwas verbessern kann?«
- eine Karte für »Was bin ich bereit zu geben?«

Fragen

- Wie erklären Sie sich die Auswahl Ihres Konfliktpartners?
- Bilden Sie eine Hypothese darüber, weshalb Ihr Gegenüber möglicherweise gerade diese Karten ausgewählt haben könnte.
- Was haben Sie gehört? (nach Schilderung)
- Was davon können Sie annehmen?
- Was tun Sie ganz genau, wenn Sie das tun, »was Sie zu geben bereit« sind?
- Wozu wäre es gut, noch eine Weile nicht auf den Konflikt zu verzichten?
- Was funktioniert trotz des Konflikts aktuell noch genauso wie früher?
- Was müssten Sie tun, wenn Sie sichergehen wollten, dass sich der Konflikt nächste Woche wieder zeigt?
- Was müsste Ihr Konfliktpartner tun, damit es dazu kommt?
- Wie war der Umgang damit in der Vergangenheit?
- Was bedeutet der Konflikt wahrscheinlich aus der Sicht des Teams?
- Welche Auswirkungen hat das? Wie erklären Sie sich, dass es so entstanden ist?
- Was sind die schädlichen Aspekte des Konflikts?
- Angenommen es gäbe einen guten Grund für die Aufrechterhaltung des Konflikts, welcher könnte das sein?
- Wem hilft der Konflikt? (Wer profitiert davon?)
- Wer leidet wahrscheinlich unter dem Konflikt?
- Wenn der Konflikt weg wäre, was wäre stattdessen da?
- Was würde wieder so werden wie vor dem Konflikt?
- Was könnte sich Neues entwickeln?
- Auf welche alten Stärken könnte das Team dann zurückgreifen?
- Was wäre dazu nötig, um sich einen kleinen Schritt in diese Richtung zu bewegen?
- Was brauchen Sie, damit sich die Dinge verändern können? Was ganz konkret?
- Angenommen alle Teammitglieder erklären sich bereit, einen ersten kleinen Schritt in Richtung Veränderung zu machen, welcher sollte das sein?
- Bitte jede/r eine Karte aussuchen und beschreiben, wofür diese symbolisch im Sinne des kleinen Schrittes steht.

Anmerkung: Variieren Sie die Wortwahl für »Konflikt oder Problem«, damit die sprachliche Konnotation weniger negativ gefärbt ist. Optional: Auseinandersetzung, Diskussion, Differenz, unterschiedliche Sichtweise, Thema …

5 Supervision

5.1 Teamentwicklung

Bildimpulse in der Supervision helfen, den Fokus auf wichtige Teamentwicklungsprozesse zu konkretisieren. Hierdurch wird ein Abstimmungsprozess eingeleitet, der verbindliche Informationsniveaus generiert.

Es werden Bilder ausgewählt zu den Bereichen:

- Teamerleben: Wie nehme ich die aktuelle Situation in Bezug auf Motivation, Atmosphäre oder Produktivität wahr?
- Vision: Wenn ich es gerne anders hätte – wie würde es dann stattdessen sein?
- Oder was würde ich mir zusätzlich wünschen?
- Teamressourcen: Welche besondere Fähigkeit bringe ich mit meinem Team in Verbindung?
- persönliche Ressourcen: Was steuere ich selber bei? Womit bereichere ich das Team?

Es folgt ein kompetenzfokussiertes systemisches Interview. Die Präsentation und Beschreibung der Auswahl der Karten kann kreativ gestaltet werden.

Mitarbeiterjahresgespräch

Im Mitarbeiterjahresgespräch können die Bildimpulse genutzt werden, um fachliche Weiterentwicklungen oder einzelne Fortbildungen für den beruflichen Kontext kreativ zu erarbeiten. Es können einerseits persönliche Weiterentwicklungen dargestellt werden und andererseits neue Perspektiven zum beruflichen Wachsen, z. B. auch innerhalb eines Teams visualisiert werden.

Wählen Sie eine bis zwei Karte/n aus die darstellen, welche Fortschritte Sie innerhalb des letzten Jahres definieren, die sich nachhaltig auf Ihren Arbeitskontext auswirken.

Wählen Sie eine bis zwei Karte/n die am ehesten darstellen, was Sie im nächsten Jahr für das berufliche Wachsen in den Fokus nehmen möchten!

Fragemöglichkeiten

- Welche Aspekte sind auf den Bildern für Sie erkennbar?
- Auch: Welche Aspekte aus Sicht der Führungskraft (Verhaltensziel, Entwicklungsziel, Lernziel)?
- Wie viel Prozent von dem, was Sie sich vorgenommen haben, haben Sie im letzten Jahr erreicht?
- Welche Hindernisse gab es?
- Was brauchen Sie, damit Ihnen das zukünftig noch besser gelingen kann?
- Wie können Sie das bekommen/erreichen?
- Wer kann Sie unterstützen?
- Was planen Sie konkret, um es umzusetzen?
- Wer wird im Team bemerken, was Ihnen in der Umsetzung gut gelungen ist?
- Wie werden Sie sich für Ihren Erfolg belohnen und es würdigen?

5.2 Mitarbeiterbefragung

Die folgenden Interventionen eignen sich als Opener in Teamentwicklungsprozessen und erzeugen die Möglichkeit, sehr schnell an gruppendynamisch relevante Themen zu gelangen.

- Wählen Sie zwei Karten aus, die zum Ausdruck bringen, welche Zufriedenheits- und welche Sorgenaspekte in Ihrem Arbeitsteam aktuell wichtig sind.
- Wählen Sie eine bis zwei Karte/n aus bei denen Sie denken, dass diese Bilder die Kompetenzen Ihres Teams zum Ausdruck bringen.
- Wählen Sie eine bis zwei Karte/n aus, die Ihren Beitrag zu einer guten Teamentwicklung am ehesten darstellen.
- Wählen Sie eine bis zwei Karte/n aus die repräsentieren, was aus Ihrer Sicht aktuell oder zukünftig wichtig für die Weiterentwicklung des Teams sein wird.

Wir wünschen Ihnen viel Erfolg mit den Bildimpulskarten
und bei der Arbeit mit Ihren Klienten.

Literatur

- Hoch, R. (2016). 400 Fragen für Systemische Therapie und Beratung. Weinheim: Beltz.
- Kumbier, D. (2013). Das innere Team in der Psychotherapie. Methoden- und Praxisbuch. Stuttgart: Klett-Cotta.
- Migge, B. (2005). Handbuch Coaching und Beratung. Weinheim: Beltz.
- Rieforth, J. (2006). Tiefenpsychologie trifft Systemtherapie: Eine besondere Begegnung. Göttingen: Vandenhoeck & Ruprecht.
- Schlippe, A. v. & Schweitzer, J. (2010). Systemische Intervention (2. Aufl.). Göttingen: Vandenhoeck & Ruprecht.
- Schwing, R. & Fryszer, A. (2013). Systemisches Handwerk; Werkzeug für die Praxis (6. Aufl.). Göttingen: Vandenhoeck & Ruprecht.